Der kleine Candida Albicans Ratgeber

(Hefepilz)

Karin Hackbart

Der kleine Candida Ratgeber

(Hefepilz)

Ein kleiner Ratgeber für alle an

Candida albicans Erkrankten

Co. by Karin Hackbart.

2008 Schortens. Impressum: Karin Hackbart Verlag: Papenmoorlandsweg 16, 26419

Schortens. www.karinhackbart.de

ISBN: 978-1490505848

Dies soll ein kleines Büchlein für alle Candida Patienten sein, die wie ich jahrelang an dieser Krankheit litten oder noch leiden und kaum Hilfe fanden und die einen ebenso langen Leidensweg hinter sich haben wie ich ihn hatte. Dies soll kein wissenschaftlicher Ratgeber sein, der die genauen Zusammenhände des Körpers und des Immunsystem durchleuchtet. In erster Linie möchte ich allen Candida Patienten eine kleine Hilfe geben und schließlich will jeder Candida Patient, dass ihm geholfen wird, dass man ihm glauben schenkt und er ernst genommen wird. Die Symptome, die ein Candida Patient bei sich feststellt sind so vielfältig und verschieden, dass man ihn oft als psychisch kranken Patienten einstuft.

Aber auch psychische Symptome können einen Candida Patienten begleiten, weil der Candida auch Hefepilz genannt nicht nur den Darm und auch das Immunsystem sondern auch die Nerven schädigt.

Jedoch einen Fachmann auf diesem Gebiet zu finden ist oft sehr schwer.

Die Candida albicans Pilzerkrankung ist in erster Linie ein Symptom für eine Schwäche des Körpers.

Meine Erkrankung begann mit einer Erkrankung des Eierstocks. Ich litt unter einer Endometriose und einer damit verbundenen Eierstockszyste, die innerhalb eines Jahres 3x operiert werden musste. Zudem entzündete sich der Eierstock bei jeder Periode, so dass eine Behandlung mit Antibiotika notwendig wurde. Diese ständigen Antibiotikabehandlungen hatten wiederum zufolge, dass die Darmflora geschädigt wurde, es zu keinem Aufbau einer gesunden Darmflora mehr kam und sich somit der Hefepilz auch Candida albicans im Darm ausbreiten konnte.

Dies erfuhr ich erst später, bis zum Zeitpunkt der Diagnose Hefepilzerkrankung hatte ich gar keine Ahnung, dass es diesen Pilz überhaupt gab.

Nach den Operationen und den notwendigen Antibiotikabehandlungen litt ich zunehmend unter Appetitlosigkeit, magerte von 56 Kilogramm auf 48 Kilogramm ab, hatte oft unerklärliche Fieberschübe, litt unter Schlaflosigkeit und Angstzuständen. Es plagte mich ein ständig aufgeblähter Bauch.

Damals hatte ich noch keine Ahnung, dass ich an einem Hefepilz litt. Aber ich hatte schon damals das Gefühl, dass mein Immunsystem nicht so recht funktionierte. Ich litt ständig unter Infekten, die von einem Tag auf den anderen kamen. Irgendjemand riet mir damals zu Enzymen, die das Immunsystem aufbauen würden und so ging ich zu einer Apotheke, ließ mich beraten und schluckte fleißig diese Enzyme. Ich musste zu meiner Freude feststellen, dass ich mich zunehmend besser fühlte und auch mein Appetit wieder besser wurde.

Jedoch nach einer wiederholten Operation des Eierstocks zerschlug sich diese Hoffnung. Die Enzyme verdünnten das Blut, so dass diese Operation risikoreicher wurde, somit musste ich die Enzymeinnahme reduzieren bzw. ganz absetzen.
Die Verdauungsunregelmäßigkeiten nahmen wieder zu, damit auch der Appetitmangel und der geblähte Bauch.
Mein Immunsystem war soweit geschwächt dass ich jetzt ständige Infekte der Stirn-und Kieferhöhlen bekam.
Und auch dieses Mal kam ich nicht um die Antibiotikabehandlungen herum.

Ein Kreislauf begann. Durch die fehlende Darmflora entstanden Infekte. Die Infekte wurden vom Körper aufgrund des nicht intakten Immunsystems ignoriert, so dass wiederum ein Antibiotikum verabreicht werden musste. Diese Kette nahm kein Ende.

Schließlich erhielt ich ein Präparat, welches die Darmflora aufbauen sollte. Es handelte sich um ein Präparat, welches die wertvollen Lactobacillus acidophilus enthielten. Sie haben die Fähigkeit aus Glucose und Laktose (Lactat) Milchsäure bzw. Milchsäurebakterien zu bilden die eine gesunde Darmflora der Darmwand aufbauen, so dass ein Normaler Nahrungsaustausch im Darm stattfinden kann. Die guten Darmbakterien werden aufgebaut, die schädlichen werden durch eine gesunde Darmflora bekämpft. Der Darm und mit ihm die Darmaktivität und die Verdauung werden normalisiert. Das

Immunsystem erholt sich. Die Infekte werden weniger.

Aber eine geschädigte Darmflora braucht sehr lange, bis sie sich wieder regeneriert hat.

Während im Dünndarm vornehmlich der Lactobacillus acidophilus angesiedelt ist, befinden sich im Dickdarm vornehmlich die Kolibakterien, die das Immunsystem anregen.

Eine genaue Diagnose bzw. Darmstatus, was dem Darm fehlt und ob sich inzwischen die Hefepilze angesiedelt haben, die ebenfalls eine gesunde Darmflora zerstören, bietet nur ein genaue Stuhluntersuchung, die in speziellen Labors unternommen werden.

Dort werden die gesunden Darmbakterien bestimmt und der Candida Pilz kontrolliert.

Sind zu viele Hefepilze bzw. der Candida im Darm verbreitet, sollte man zuerst an eine Anti-Pilzdiät denken. Das heißt, dem Pilz alle Grundlage zum Existieren nehmen. Also verzicht von Zucker, Süßigkeiten und Kuchen, Weißmehl, süße Säfte.

Hilfreich ist eine gesunde Vollwerternährung.

Es werden zum Schluss des Ratgebers einige Rezepte für eine Antipilzdiät aufgeführt.

Auch wenn nach einer Antipilzdiät eine Kontrolle erbrachte, dass der Candida nicht mehr vorhanden ist, ist das noch kein Grund zum Jubeln. Es zeigt nur, dass die Nahrungsumstellung einen Erfolg brachte, der so schnell wieder zunichte gehen wenn, wenn man die Diät nicht über einen längeren Zeitraum beibehält und der Darm sich in dieser Zeit so gut stabilisiert hat, dass auch wieder die Pilzmacher wie Zucker und andere Süßigkeiten gegessen werden können, ohne das gleich wieder erneut die Gefahr einer Candidaerkrankung besteht.

Auch sollte während der Diät jegliche Backwaren mit Hefe gemieden werden. In Reformhäuser und Naturkostläden bekommt man Brot und Kuchen ohne Hefe und ohne Zuckerzusätze.

Man darf während dieser Diät ruhig einmal sündigen. Man darf immer mal probieren, vertrage ich ein Stück Kuchen oder ein Stück Brot mit Hefe. Der Körper sollte auch nicht ganz entwöhnt werden. Aber man sollte diese kleinen Sünden nicht übertreiben.

Während der Nystatinkur gegen den Hefepilz sollten man diese Produkte jedoch ganz meiden.

Ich hatte ein Jahr lang keinen Kuchen und keinen Zucker gegessen, kaum
Kohlenhydrate zu mir genommen. Ich nahm in dieser Zeit sehr an Gewicht ab
und das Ende vom Lied war schließlich, das ich die Dinge, die ich während
einer ganzen Zeit weggelassen hatte, kaum noch vertragen konnte, wenn ich
sie mal ausprobierte.

Aus diesem Grund sollte man bei einem positiven Candidabefund zuerst die
Ernährung umstellen und dann den Befund nach einigen Wochen nochmals
durch einen Stuhltest kontrollieren lassen. Hat die Umstellung der Ernährung
nichts weiter gebracht, sollte man eine Antipilzkur mit einem Nystatinpräparat
unternehmen. Diese Tabletten töten alle Pilze im Darm ab und werden dann
ausgeschieden. Für die Behandlung der Schleimhäute im Mund und Rachen
gibt es ein Nystatinpräparat in flüssiger Form, welches schon in der
Mundhöhle wirkt.

Diese Tablettenkur sollte man über mehrere Wochen durchführen.

Danach sollte man wieder langsam mit dem Aufbau des Darms mit gesunden
Darmbakterien beginnen, Lactobacillus für den Dünndarm und Kolibakterien
für den Dickdarm.

Diese Behandlung kann gut und gerne ein halbes Jahr dauern, bis der Darm wieder
soweit aufgebaut und aktiviert worden ist, dass sich die gesunden Bakterien in
der Darmschleimhaut angesiedelt haben und weitere gesunde Zellen bilden.

Ein weiterer Grund für eine Candida-Infektion sind auch Hormonschwankungen, wen
nämlich ein Zuviel von Östrogen den Hormonhaushalt stört. Auch die
Antibabypille kann den Ausbruch eines Hefepilzes begünstigen.

Auch eine Schwäche der Bauchspeicheldrüse, wie bei mir später festgestellt wurde,
war für einen ständigen Befall durch den Candidapilz verantwortlich. Wenn
man eine nicht funktionierende Bauchspeicheldrüse hat, wird der Zucker im
Körper nicht genügend abgebaut. Es entsteht Alkohol im Blut, der dem

Hefepilz wieder genügend Nahrung zur Existenz bietet.

Eine spezielle Stuhluntersuchung bringt Aufschluss über die Funktion und Tätigkeit der Bauchspeicheldrüse, so dass man in diesem Punkt ebenfalls Gewissheit haben kann.

Hat eine Umstellung der Ernährung und eine spezielle Antipilzdiät nichts gebracht, muss man schließlich die Nystatinbehandlung in Erwägung ziehen. Dies kann auch wiederum mit einer Belastung des Körpers vonstatten gehen. Sterben die Hefepilze erstmal im Körper ab, werden sie dies nicht so ohne weiteres ohne Wirkungen tun.

Oftmals verspürt der Erkrankte Kopf- und Gliederschmerzen, welches auf das Ausscheiden der Gifte der Hefepilze zurückzuführen ist, wenn diese absterben.

Man fühlt sich grippig, die Knochen tun weh, kurzum, man fühlt sich noch kränker. Aus diesem Grund ist es sehr wichtig den Körper während der Kur zu entgiften. Hierfür gibt es spezielle Präparate, die den Darm und die Leber entgiften. Ein guter Arzt, der sich auf diesem Metier auskennt, weiß diesbezüglich Bescheid. Man sollte bei verabreichten Nystatinpräparate darauf achten, dass diese den Leberstoffwechsel schonen. Auch sollte die Nystatinpräperate keine großen Zusatzstoffe enthalten wie Gummizucker oder ähnliches.

Hatte man vor der Nystatinkur oft mit wiederkehrenden Infektionen im Hals-Nasen – und Kieferbereich zu kämpfen, so stellt man während der Nystatinkur fest, dass diese sich auch ohne Antibiotikum bessern werden. Auf keinen Fall immer wieder gleich zu einem Antibiotikum greifen, es sei denn es handelt sich um einen schwerwiegenden bakterieller Infekt. Aber dies erkennt ein Arzt genauer.

Nach einer Nystatinkur und einem entsprechenden Darmaufbau mit entsprechenden Präparaten von Lactobacillus und Kolibakterien müsste man eine zeitlang Ruhe haben.

Oftmals kommt es jedoch zu Rezidiven, überhaupt dann, wenn das Immunsystem im Vorfeld bereits erheblich geschwächt war.

Dann ist eine wiederholte Behandlung erforderlich.

Leider ist die Candiderkrankung eine sehr langwierige Erkrankung und Angelegenheit. Es ist ein großes Maß an Geduld nötig um mit dieser Erkrankung fertig zu werden. Auch eine gewisse Geduld hinsichtlich der Ernährungsumstellung. Das ist schwer, wenn man vorher gern ein Stück Kuchen gegessen hatte und jetzt leider darauf verzichten muss.

Aber Hefepilze ernähren sich von Kohlenhydraten und diese gilt es wegzulassen.

Also Umstellung auf Vollkornprodukte wie Vollkornnudeln, Vollkornreis und Vollkornbrot.

Joghurt ist ebenfalls für den Darm sehr gut. Obwohl heute erwiesen ist, dass nur ein kleiner Teil der gesunden Bakterien des Joghurts die Darmschleimhaut erreichen.

Wenn eine jahrelange Candidainfektion bestanden hat ist die Regeneration des Darmes und des Immunsystems sehr langwierig. Durch die fehlende Resorption der Nährstoffe durch die Darmwand kommt es sehr häufig zu Mangelerscheinungen des Körpers, sowie Eisenmangel.

Als Erkrankter fühlt man sich ständig müde und schlapp, interessenlos, manchmal sogar depressiv. Vitamine in Tablettenform werden da kaum etwas ändern. Deshalb sollte man sich vom Arzt spezielle Spritzen geben lassen. Vitamin B-Komplex Spritzen sind besonders wichtig, weil sie auch die Nerven stärken. Der Hefepilz (Candida) hat auch die Eigenschaft die Nerven „Kaputtzumachen". Candidapatienten sind oft gereizt, nervös, leiden unter Schlafstörungen und unter depressiven Phasen. Spritzen und Infusionen werden vom Körper leichter aufgenommen und sind somit Erfolgversprechender.

Manchmal verträgt man bestimmte Nahrungsmittel nicht mehr. Die, die man immer zu sich genommen hat, werden auf einmal nicht mehr vertragen. Allergien treten nach bestimmten Lebensmitteln auf. Wenn gewisse Nahrungsmittel nach langer wieder Zeit wieder zu sich genommen werden, kann es passieren, dass der Körper diese ablehnt, auch wenn keine Allergien nachweisbar sind.

Es gibt jedoch eine Methode, die diese wieder versucht zu lindern und auch die Autoimmunerkrankungen (das Immunsystem geht gegen körpereigne Stoffe an) wieder in den Griff zu bekommen. Diese Methode wird von Naturheilärzten und Allergologen öfters angewandt. Zu diesem Zweck wird

Blut abgenommen, dies an ein Labor geschickt und ein Stoff daraus entwickelt wird (Allergostop), welcher langsam tröpfchenweise wieder zu sich genommen werden muss. Das Immunsystem wird wieder mit Stoffen konfrontiert, auf die es sonst reagiert hat.

Diese Dosis wird von mal zu mal gesteigert, bis das Immunsystem wieder in die richtigen Bahnen gelenkt worden ist.

Bei einer Schwächung des Immunsystems sollte man auf jeden Fall einen Immunstatus machen lassen. Bei starkem Immundefekten - und schwächen sollte man die Behandlung mit Immunspritzen bzw. Immunpräparaten in Erwägung ziehen. Hierzu bieten sich gute pflanzliche Präparate an, die man schon mit guten Beratungen in den Apotheken erhält.

Aus persönlicher Sicht möchte ich erwähnen, dass ich diesbezüglich mehrere Präparate ausprobieren musste bis ich eines fand, dass ich gut vertrug und auch den Nutzen sah.

Andere Patienten wiederum fanden andere Präparate besser, aber das ist Erfahrungssache und raten kann man niemanden etwas, weil jeder anders reagiert. Manche haben eine Empfindlichkeit gegen Gräser und Kräuter, andere vertragen den Alkohol in den Präparaten nicht, somit ist es unsinnig diesbezüglich Ratschläge zu geben.

Nachdem ich 3 Operationen hinter mich gebracht hatte und die Ursache für mein Leiden einigermaßen in den Griff bekommen hatte, musste ich langsam wieder sehen, dass ich auch den Candidapilz wieder in den Griff bekam. Aufgrund der langen Krankheit dauerte auch die Wiederherstellung des Darmes und die Behandlung des Candida sowie die Stärkung des Immunsystems sehr lange.

Immer wieder erlitt ich Rückschläge. Nach langen Nystatinkuren und entsprechenden Diäten, zudem noch eine Sauerstofftherapie dauerte es insgesamt 2 Jahre, bis man langsam die positive Wiederherstellung des Körper spüren konnte.

Oftmals ist man in dieser Zeit dazu geneigt, aufzugeben und sich seinem Leid hinzugeben, weil die Rückfälle immer öfter kommen. Auch sind die Diäten oft schwer. Wenn man soundso kein Süßes mag, ist es leichter. Aber wenn man manchmal Heißhunger auf etwas Süßes hatte, ist es sehr schwer. Und der stete Verzicht über einen sehr langen Zeitraum ist schon quälend.

Der Grund für eine Candida Erkrankung ist immer ein Zeichen für eine andere Erkrankung. In meinem Fall war es die Erkrankung bzw. stetige Entzündung durch den Eierstock, hervorgerufen durch eine Endometriose (Wucherung der Gebärmutterschleimhäute außerhalb der Gebärmutter).

Durch die Behebung dieser Erkrankung war auch die Bekämpfung des Candida Pilzes etwas erfolgversprechender. Zwar dauerte es immer noch einige Zeit, geprägt von Rückfällen, bis ich diesen Pilz in den Griff bekam, aber die Zeiträume der Rückfälle wurden immer länger und das Immunsystem erfolgte sich langsam.

Also nie aufgeben, auch wenn man manchmal das Gefühl hat, diese Diäten oder Kuren nützen nichts.

Ich möchte noch einmal zusammenfassen, was man beachten sollte und wie man der Candida Erkrankung begegnen sollte.

1.   Bei Verdacht auf Candida albicans (Hefepilz) mit den Symptomen des aufgeblähten Bauches, Verdauungsunregelmäßigkeiten, Müdigkeit, Erschöpfung, Nahrungsmittelunverträglichkeiten, Fieberschübe , Infektanfälligkeit, nervöse Störungen) eine Stuhluntersuchung machen lassen. Am besten kompletten Status (welche Darmbakterien zuviel und welche zu wenig im Darm vorhanden sind.).

2.   Am besten auch das Blut untersuchen lassen auf Candida Antikörper im Blut bzw. Candida albicans im Blut.

3.   Bei positiven Befund in der Stuhluntersuchung zuerst die Ernährung umstellen. Vollkornprodukte, Zucker weglassen. Wenn es gar nicht geht ohne Zucker Süßstoff nehmen. Sehr wenige Kohlenhydrate zu sich nehmen, siehe Liste der empfehlenswerten Nahrungsmittel.

4.   Aufbau der Darmflora mit „ guten Darmbakterien", dem Lactobacillus. Die Einnahme von Joghurt würde nicht reichen. Lieber aus der Apotheke und im Reformhaus nachfragen.

5.   Evtl. Untersuchung durchführen lassen, ob eine Darmentzündung besteht, wenn der Candida nicht in den Griff zu bekommen ist.

6.   Bauchspeicheldrüse untersuchen lassen, ob ein Enzymmangel besteht. Hierzu ebenfalls den Stuhl untersuchen lassen, auf Restbestände im Stuhl, die auf einen Enzymmangel hinweisen.

Wenn alle Untersuchung negativ verlaufen, d.h. es wurde kein Grund für diese

Hefepilzerkrankung gefunden, der Candida aber nicht durch eine Diät in den Griff zu bekommen ist, Nystatintabletten. Verordnen lassen bzw. den Arzt aufsuchen, der dies veranlasst oder diesbezüglich weitere Schritte einleitet. Zugleich die Leber und auch den Darm entgiften, denn die Pilze geben durch ihr Absterben Gifte frei, die belastend für den Körper sind.

(Man spürt das Absterben der Pilze durch plötzliche Gelenk- und Knochenschmerzen)
Nach einer Tablettenkur von 100 Tabletten erstmals mit Tabletten pausieren. Dann wieder Kontrollieren lassen und den Darm mit den guten Bakterien aufbauen.
Diät auch noch nach dem Absetzen der Nystatintabletten beibehalten.

Bei einer Fehlfunktion der Bauchspeicheldrüse Enzyme verordnen lassen oder sich diesbezüglich in der Apotheke informieren. Manchmal werden diese nicht von der Krankenkasse übernommen. Aber wenn der Beweis vom Labor erhoben ist, dass Enzyme fehlen, wird die Krankenkasse die Kosten für diese übernehmen.

Immer sich in die Behandlung eines Arztes begeben, der sich mit diesem Thema beschäftigt hat und sich auskennt.
Allergien und häufige Infektionen sind die Begleiter der Candida albicans.
Oftmals leiden die Betroffenen unter einer Pseudoallergie, d.h. es wird eine Allergie ausgelöst ohne dass das Immunsystem eine Rolle spielt.
In diesem Fall das der Betroffene z.B. Erdbeeren isst, ohne dass es zu einer Reaktion kommt. Erst nach einer bestimmten Menge zuviel kommt es zu Symptomen.

Bei der Stabilisierung des Darmes, des Organismus und des Verdauungssystems können diese Allergien wieder verschwinden.
Es ist individuell, was ein Candidapatient zu sich nehmen kann.
Manche vertragen kein Obst mehr, manche keine Säfte, selbst wenn sie keinen Zucker enthalten. Manche keine Milchprodukte und manche können nicht einmal mehr Süßstoff vertragen.
Jeder muss also sehen, was er verträgt und was nicht.
Essen kann man alle Vollkornprodukte, wie Nudeln, Reis, Vollkornbrot mit Sauerteig (keine Hefe), Knäckebrot, Margarine ohne Milcheiweiß, Gemüse.
Als erlaubte Gemüsesorten sind bevorzugt Zucchini zu nennen, sowie Porree, Kohlrabi, weniger Kohlsorten wie Blumenkohl und Weißkohl.

Säfte ungezuckert sind erlaubt.

Essig und in Essig eingelegte Gemüse wie Gurken und Rote Beete sollte vermieden werden. Konserven sind für einen Candidapatienten tabu. Konservierungsstoffe fördern nämlich die Candida albicans.

Hülsenfrüchte sollten ebenfalls vermieden werden.

Kartoffeln und Fleisch kann man essen, wobei Weißfleisch, wie Putenfleisch und Hähnchen am besten sind. Soßen nur mit Vollkornmehl anrühren. Soundso sollte das weiße mehl aus der Küche verbannt werden.

Käse ist erlaubt, allerdings ohne Schimmelpilze. Zumal Käse als Allergiemacher gilt.

Schokolade und Knabbersachen sind ebenfalls tabu.

Oftmals verschwindet der Candida nach einer Behandlung von einem halben bis einem Jahr, wenn man sich nach dem Ernährungsplan hält und sich das Immunsystem wieder erholt.

Der Candida albicans muss immer als Zeichen für eine Krankheit bzw. eine Störung des Körper gesehen werden (Darm, Bauchspeicheldrüse, Hormone, Schilddrüse). Erst wenn die Störung gehoben wurde, hat man gute Chancen den Candida albicans zu besiegen.

Ich fasse noch einmal zusammen, was wichtig ist.

Also wenn man einen Candida Albicans erkrankt ist, nachdenken, was die Ursache dafür sein kann.

Also auf Darminfekte prüfen lassen, Bauchspeicheldrüse, Hormonstatus (zuviel Östrogene fördern den Candida albicans), Schilddrüse (Hormone und Schilddrüsenantikörper bezüglich Hashimoto Syndrom), (Immunsystem).

Je nach Diagnose die Ursache behandeln. Zugleich die Candida Albicans Diät durchführen und sich strikt an die Ernährungspläne halten.

Nystatinkur durchführen und immer wieder den Stuhl auf Pilze untersuchen lassen.

Was ist zu vermeiden, wenn man an einem Candida Albicans erkrankt ist.

Zucker ist zu meiden, das gilt auch für Traubenzucker, Fruchtzucker, Rohrzucker,

Rübenzucker und Malzzucker.

Süßigkeiten aller Arten sind zu meiden wie Schokolade, Pralinen, Konfekt und Bonbons.

Honig, Marmelade und Gelee sind ebenfalls zu meiden.

Keine zuckerhaltigen Speisen wie Torten, Kuchen, keine Teigwaren wie weißes Brot und weiße Mehlerzeugnisse sowie Nudeln.

Reis ist zu meiden, es sei denn es handelt sich um Vollkornreis.

Kein süßes Obst wie Weintrauben, Erdebeeren, Birnen, Pfirsiche, Orangen, Pflaumen, Ananas, Bananen , Kirschen.

Keine Obstsäfte und keine süßen Limonaden.

Keine Getränke wie Bier und süße Weine.

Was erlaubt ist, sind Kartoffeln, Vollkornbrot, Knäckebrot.

Milchprodukte sind erlaubt wie Joghurt, Molke, Buttermilch, Quarkspeisen ohne Zucker.

Fisch, Fleisch und Wurst sind erlaubt, allerdings Fleisch wie Schnitzel nie panieren.

Eierspeisen sind ebenfalls erlaubt.

An Gemüse kann man gut essen, Auberginen, Bohnen, Brokkoli, Erbsen, Zucchini, Fenchel.

An Salat ist alles erlaubt.

Saures Obst darf man essen, dazu zählen saure Äpfel, Zitronen und Grapefruit.

An Getränken darf man Mineralwasser, Kaffee und Tee zu sich nehmen. Tees in allen Variationen.

Halbtrockene oder trockene Weine sowie trockener Sekt sind ebenfalls erlaubt.

Sie sehen also:

Man muss nicht auf alles verzichten.

Diese Anti-Pilz-Diät sollte mindestens vier Wochen eingehalten werden. Also erstmal.

Es sollte auf jeden Fall immer wieder eine Stuhluntersuchung auf Hefepilze stattfinden um zu sehen, ob die Diät und die Kur Erfolg gehabt hatte.

Besonders wichtig ist, nach der vierwöchigen Kur die Zahnbürste zu wechseln und diese immer öfter durch eine neue zu ersetzen, damit nicht wieder eine Ansteckung droht.

Diätbeispiel:

Frühstück:

1-2 Scheiben Knäckebrot, Butter, Wurst oder Käse,

Joghurt, Kaffe oder Tee ohne Zucker, wenn es geht auch ohne Süßstoff.

Mittagessen:

Fleisch vom Rind, Lamm oder Geflügel, Kartoffeln, dazu Salat oder Gemüse, Mineralwasser und Kaffee.

Nachmittags:

Kaffe oder Tee, Knäckebrot und Quark.

Abendessen:

Salatteller oder Gemüse, 1-2 Scheiben Knäckebrot, Wurt, Fleisch, Fisch oder Käse, Butter oder Margarine und zuckerfreie Getränke.

Auf alle Fälle sollte man sich in Behandlung eines guten Arztes gegeben, der sich mit der Erkrankung der Candida albicans auskennt.

Eine Info Stelle diesbezüglich ist der

Allergie - Verein, Verein zur Förderung der ganzheitlichen Behandlung – kurz AVE Büro Fulda Institut für Umwelt und Gesundheit Petersgasse 27 D-36037 Fulda Tel: 0661-710-03, Fax: 0661-710-19.

Email: UMWELTBERATUNG.Fulda@t-online.de

Dort erhält man auch eine Liste von Therapeuten, die mit Rat und Tat zur Seite stehen können.

Ich hatte durch diese Liste einen Therapeuten in meiner Nähe gefunden, der mir diesbezüglich weiterhalf.

Sollten alle angewandten Diäten und Tablettenkuren nicht helfen und sollte keine Ursache für diese Erkrankung festgestellt werden, sollte man an eine Darmspülung denken. Das heißt, der Darm wird mit Wasser ausgespült. Denn oft setzen sich die Hefepilze in den Darmzotten und Verwinkelungen fest, so dass man ihr mit einer normalen Kur nicht beizukommen ist.

Bioresonanz- Therapie.

Eine weitere Behandlung, um Allergien in den Griff zu bekommen, ist die Bioresonanz-Therapie.

Allergien sind ein weiterer Faktor, der das Immunsystem schwächen kann und somit die Candida Erkrankung fördern kann. Aus diesem Grund ist eine Behandlung von Allergien immer wichtig, zumal sie den Gesundheitszustand des Erkrankten empfindlich belasten.

Die Bioresonanz Therapie ist ein energetisches Therapieverfahren.

Einfach ausgedrückt. Die pathologischen Schwingungen des Körpers werden durch die Therapie wieder in die richtige Bahn geleitet.

Die Anwendung ist für den Patienten einfach und ohne Strapazen verbunden.

Es wird Speichel entnommen und in ein Gefäß gegeben. Dann werden Hände und Füße auf Metall platten gelegt. Dann wird man an das Bioresonanzgerät angeschlossen.

Die Methode ist folgende.

Es werden die Schwingungen der Steuerungsebene abgenommen und zu individuellen Therapie-Signalen verarbeitet. Da die Schwingungen gesunde und pathologische als krankmachende Frequenzen enthalten, werden die durch einen Filter voneinander getrennt.

Die Pathologischen Schwingungen werden therapiert, indem sie dezimiert oder ganz gelöscht werden.

Pathologische Schwingungen entstehen durch unausgeheilte Krankheiten, Umweltbelastungen, Erbbelastungen u.s.w.

Die Störfaktoren können durch diese Behandlung eliminiert werden und die Selbstheilungskräfte gestärkt werden, so dass der Körper mit den Entgiftungsprozessen und Heilprozessen beginnen kann.

Diese Therapie wird oft eingesetzt bei Allergie - Behandlungen, Asthma bronchiale und chronischen Hauterkrankungen.

Nebenwirkungen waren bisher nicht zu beobachten gewesen.

Nach dieser Behandlung sollte man in den nächsten Stunden sehr viel Wasser trinken um den Entgiftungsprozess des Körpers zu unterstützen.

Ich persönlich hatte mit dieser Methode meine Milchallergie löschen können.

Ich muss allerdings erwähnen, dass diese Behandlung nicht für Dauer sein kann und die Allergie jederzeit wieder auftreten kann.

Dann muss diese Therapie von neuem durchgeführt werden.

Nach mehren Operationen und schließlich endgültige Entfernung des Eierstocks erholte ich mich sehr mühsam. Eine weitere Operation nach einem halben Jahr aufgrund von Verwachsungen schwächte meinen Körper noch weiter. In dieser Zeit hatte ich mit der Nystatinmedikation bereits begonnen. Eine Sauerstofftherapie in einer Immunklinik stützte die Vitalität meines Körpers. Insgesamt hat es gut 2 Jahre gedauert bis ich sagen konnte, dass eine Besserung des Immunsystems zu spüren war.

Der Aufbau des Darmes und die Behandlung der Allergien mit der Sauerstofftherapie und der Bioresonanztherapie brachten Stück für Stück eine Besserung. Die Zeiträume in denen man sich besser fühle wurden auch durch die Diät die ich bis dahin stetig einhielt immer länger.

Zwei Jahre mögen lang klingen, sind auch von den begleitenden Krankheiten unterschiedlich zu werten. Als meine Ursache mit dem Unterleib behoben war, konnte sich auch der Körper wieder regenerieren. Dies dauert natürlich immer seine Zeit. Deshalb gibt es, nie ungeduldig werden und die Sachen in Angriff nehmen und nie aufgeben. Es lohnt sich zu kämpfen, auch wenn es einem in dieser Behandlungsphase oftmals nicht so erscheint. Dass die psychische Problematik dabei eine Rolle spielt versteht sich von selbst.

Wenn es einem nie gut geht, geht auch die Psyche in den Keller und eine gewisse Hoffnungslosigkeit tritt ein. In diesen Phasen muss man sich einfach vor Augen führen, wie es ist bzw. sein kann, wenn man wieder gesund ist und alles wieder machen und auch essen kann als der Körper noch nicht erkrankt war.

Wer aufgibt, wird sein Ziel nicht erreichen.

Ich weiß, wovon ich spreche. Ich weiß, wie schwer es manchmal ist, bei schlechtem Zustand des Körpers immer wieder zu kämpfen. Oftmals wird einem auch von Seiten der Therapeuten oft Unverständnis entgegengebracht. Nie an sich zweifeln, sich nie als psychisch Kranken abstempeln lassen. Ist erst einmal der Candida Pilz bekämpft, erholt sich auch das Nervenkostüm und die Psyche wieder.

Heute ist es so, dass ich über den Candida Pilz kaum noch nachdenke.

Ich sündige mal, esse auch mal ein Stück Kuchen, aber alles in Maßen.

Ich nehme kaum Zucker, trinke zuckerfreie Säfte und esse in erste Linie Vollkornprodukte. Schwarzbrot, Vollkornnudeln, versuche immer viel Joghurt zu essen und keine süßen Puddings, somit versuche ich dem Candida keine Chance mehr zu geben.

Diese Dinge sind aber aufgrund meiner damaligen Erkrankung so ins Blut übergegangen, dass sich kaum noch darüber nachdenke.

Ein wichtiger Satz ist.

Du bist, was Du isst.

Die Gesundung des Darmes und eine gute Ernährung sind nun mal das A und O eines gesunden Körpers.

Und man muss lernen, etwas stressfreier zu leben. Dies ist schön gesagt und auch ich kann dieses nicht immer einhalten. Im Job wird leider nicht gefragt, ob man kann und nicht kann. Die Zeit ist schnelllebig und eigentlich hat man immer zu funktionieren. Dennoch sollte man sich kleine Verschnaufpausen gönne und die Dinge die man liegen lassen kann auch mal liegen lassen. Es muss nicht immer Perfekt sein. Wenn der Körp0er sich wieder etwaserholt hat, kann man ja wieder loslegen. Undimmer Wichtiges von nicht Wichtigem trennt.

Diese Erfahrung macht man nicht, wenn man gesund ist. Dann ist es eine Leichtigkeit zu funktionieren. Erst wenn man erkrankt ist und nicht mehr so fit ist, wird dies einem bewusst.

Notizen über Beschwerden.

Was vertrage ich gut.

Was vertrage ich nicht.

Meine letzten Laborwerte.

Meine Arzttermine:

Wichtiges.

Ich hoffe, dieses Büchlein vermittelt einen kleinen Eindruck über die Candida Erkrankung und zeigt auf, wie es anderen Leidensgenossen ebenfalls geht.

Auch wenn man sich manchmal unverstanden fühlt und sich alleine sieht, man ist nicht alleine. Viele Menschen leiden an einer Candida Erkrankung. Ein Teil darunter sind auch Kinder.
Ein Problem ist, dass diese Erkrankung oftmals nicht erkannt wird und ihr keiner großen Bedeutung beigemessen wird.

Aber nie aufgeben und den straffen Behandlungsplan folgen.

Man schafft es, diese unliebsame Erkrankung zu besiegen.

Ende